# 增强孩子免疫力 打败坏病毒

编著｜**梁芙蓉** 北京大学第一医院儿科主任医师

绘图｜**王长啟** 张琳 郭金蕊

U0334887

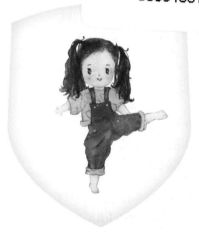

全国百佳图书出版单位

## 中国中医药出版社

·北京·

图书在版编目（CIP）数据

增强孩子免疫力，打败坏病毒 / 梁芙蓉编著 .—北
京：中国中医药出版社，2021.7
ISBN 978 - 7 - 5132 - 7005 - 2

Ⅰ . ①增…　Ⅱ . ①梁…　Ⅲ . ①儿科学 - 免疫学
Ⅳ . ① R720.3

中国版本图书馆 CIP 数据核字（2021）第 103619 号

---

**中国中医药出版社出版**

北京经济技术开发区科创十三街 31 号院二区 8 号楼
邮政编码　100176
传真　010-64405721
河北新华第二印刷有限责任公司印刷
各地新华书店经销

开本 880×1230　1/32　印张 2　字数 50 千字
2021 年 7 月第 1 版　2021 年 7 月第 1 次印刷
书号　ISBN 978-7-5132-7005-2

定价　19.80 元
网址　www.cptcm.com

社 长 热 线　010-64405720
购 书 热 线　010-89535836
维 权 打 假　010-64405753

微信服务号　zgzyycbs
微商城网址　https://kdt.im/LldUGr
官 方 微 博　http://e.weibo.com/cptcm
天猫旗舰店网址　https://zgzyycbs.tmall.com

如有印装质量问题请与本社出版部联系（010-64405510）
版权专有　侵权必究

# 序

孩子出生后，每天都会接触各种微生物，如细菌、病毒等。孩子是否会因接触病毒而生病，以及生病后康复速度的快慢，很大程度上取决于他们免疫力的强弱。

国家卫生健康委员会专家组成员、中国工程院院士、天津中医药大学名誉校长张伯礼在谈到免疫力的重要性时说："实际我们得病，是病毒和人体免疫力博弈斗争的结果。往往病毒胜了就得病了，所以把抵抗力提高了，往往就不容易被感染。"

免疫力是健康的保护伞，本书旨在从均衡营养、重视生活细节、接种疫苗等方面全方位提高孩子的免疫力，打败身体内的坏病毒。

希望每一位父母在读了本书后都能有所获益。祝愿每一个孩子都能健康快乐地成长！

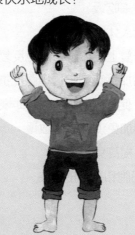

2021年春

# 目录

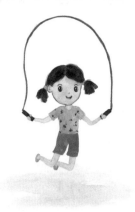

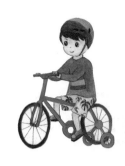

**运动增强免疫力**

**在生活中打造免疫力**

做好防护，不给病毒感染的机会

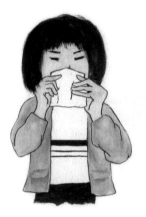
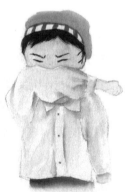

# 1

# 病毒的秘密

# 病毒就像寄生虫

病毒小到你都看不见，破坏性却不亚于一场战争，想想 SARS 病毒、新型冠状病毒给大家带来的可怕后果，我们不能不对它提高警惕啊！病毒到底是什么呢？

病毒的历史非常悠久，有生物的时候就有病毒了。

简单点说，病毒就像寄生虫，单靠自己没法生存，一定要依附于其他生物体（即宿主），这个宿主可以是一个细胞，也可以是人类这样复杂的生物体。病毒必须依附于宿主而生存，离开宿主就没法繁殖和长期存活。

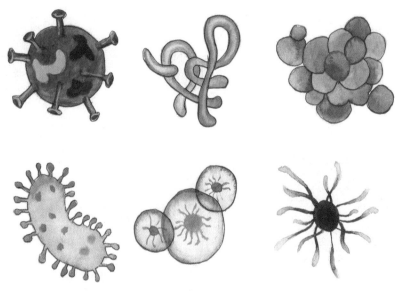

各种病毒

# 病毒和细菌的
# 最大区别是什么

　　细菌和病毒虽然都是常见的致病元凶，引起的症状有时也是相似的，但是它们之间的区别可大了，除了大小和结构不同外，还有一条非常重要的判断依据，就是能否独立生存。

细菌
**大小**：0.5~1 微米。
**存活方式**：有细胞壁，可独立生存。
**治疗**：先靠免疫力，不行再上抗生素。

细菌曾是人类第一杀手。随着医学的不断进步，人类发明了各种抗生素，用来对付不同的细菌。目前除了一些超级细菌治疗起来很棘手外，抗生素完全能应对一般的细菌感染。

病毒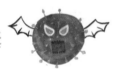
**大小**：10~300 纳米。
**存活方式**：没有细胞壁，必须寄生在生物体内。
**治疗**：阻断传播途径，靠人体免疫力。

病毒，如新型冠状病毒、SARS 病毒等，它们没有细胞壁，必须在生物体内才能长期存活，可以通过飞沫、接触等方式传播。对新发现的病毒来说，还没有特效药，只能依靠自己的免疫力和对症支持治疗。抗病毒后期，会陆续研发药物和疫苗。

注：1 微米 =1000 纳米

# 病毒入侵人体的目的是什么

人们得了普通感冒、流感等，通常会咳嗽、打喷嚏，而病毒正是利用人类的飞沫帮助它们进行传播、扩散。

人们感染了水痘病毒，皮肤会痒，会不由自主地抓痒。这个抓痒的过程，就是水痘病毒进一步传播的过程。

人们感染了霍乱病毒会腹泻，霍乱病毒就可以通过人类腹泻，利用粪便和水源来进行传播。

这些病毒为了自身繁殖，会迫使人类做出一些符合它们利益的事情。

从根源上来说，病毒入侵人体的目的是为了自我繁殖，如果很快把宿主杀死了，病毒就没有办法继续繁殖，这对病毒来说是很不划算的，这也不是它们的最终目的。

病毒虽然没有思维，但非常聪明，会快速变异以便于更好地传染。而那些不利于传染的变异个体很快就会自然死掉，只有那些适合生存和传染的变异个体才能走得更远。

所以，病毒在进化和变异的过程中，会向着低毒性和更强的传染性发展，这样更便于它们在宿主体内长期生存，以便传染更多的宿主，进行更广泛的繁殖和传播。

# 病毒是如何让人们生病的

病毒进入人体，使我们生病，需要经过下面这几个步骤。

**1** 事实上病毒无处不在，人们每天都遭受着各种病毒的攻击。一直以来，皮肤作为身体的第一道防线，将多数病毒拒绝在外。但是，某些病毒还是会通过人们揉眼睛、吃东西、擦鼻子偷溜进入身体内部。

**2** 病毒一旦进入身体，就开始拼命躲避巨噬细胞的追击，躲不过的就阵亡了，剩下的继续向前。数十亿年间，一些病毒进化出可以通过细胞膜的伪造钥匙。虽然巨噬细胞让许多病毒的假钥匙失效，不过仍有部分"幸运儿"再次伺机进入细胞。

**3** 没被杀死的病毒潜伏在细胞表面——细胞膜上，准备突破细胞膜。这些病毒拿出了早已准备好的数把伪造的通道钥匙，成功打开了通往细胞膜内部的大门，没想到，一进入细胞膜内就马上被膜蛋白用囊泡包裹起来。

**4**

被囊泡包裹着的病毒和营养物质被打包送往"中转站"——核内体。在那里，部分病毒被解体。而一些"精明"的病毒在分解中释放出它们内部的特殊蛋白，将核内体壁膜撕破，来到微管——一条通往细胞核的"公路"，获得了自由。

**5**

逃离"中转站"的病毒踏上了前往细胞核的道路。这条路对病毒来说，像有100万千米那么长。然而这个时候，"猪队友"动力蛋白上线，把病毒误认为营养物质，载上病毒，开着飞车，一路来到了细胞核的"大门口"。

**6**

来到细胞核的"门口"，病毒一看自己体积太大了，要想进入必须"再次解体"。在"老司机"动力蛋白和"门卫"蛋白触角的拉扯下，病毒的衣壳在这里四分五裂。此时，病毒遗传物质悄悄溜进了细胞核的控制中心。

**7**

病毒的遗传物质进入细胞核后迅速将其占领，原来正常的细胞变成了病毒的傀儡。打入"敌人"内部的病毒偷偷篡改了细胞DNA，制造出越来越多的病毒。至此，病毒通关成功，人就生病了。

# 与病毒对抗的战士们

在病毒入侵人的身体内部时，还有这样一群战士——免疫细胞，时刻准备着跟可能威胁人类健康的病毒、细菌进行不妥协的斗争，守卫着我们的健康。免疫细胞有巨噬细胞、T 细胞、B 细胞、DC 细胞（树突状细胞）、NK 细胞（自然杀伤细胞）等，它们各有各的本领，且擅长协同作战。就像我们的国家，有抵御外来侵略的军队，有防范国内坏分子的武警，有维持道路秩序的交警，有扑灭烈火救助人们的消防官兵一样。

## 巨噬细胞——先锋部队

巨噬细胞是抵御外来入侵者的第一道屏障。当细菌或病毒进入机体后，巨噬细胞会快速识别它们的身份，并且在自己的细胞外膜上形成一个小口袋，包住入侵者，以消化和摧毁它们。如果忙不过来，巨噬细胞还会召唤同伴——T 细胞和 B 细胞一起来战斗。

作为先锋部队，巨噬细胞可以吞掉大量病菌，而它们也会死于自己分泌的消化混合物。

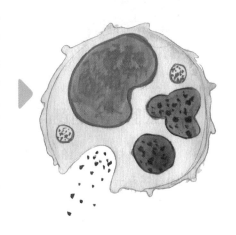

## T 细胞——指挥官

T 细胞是指挥官，负责甄别外界入侵者是敌是友，然后再向其他免疫细胞下达指令，根据入侵者的战斗力选择进攻或防守。

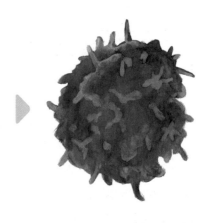

## B 细胞——人体的导弹库

B 细胞是淋巴细胞的一种，能生产名为"抗体"的武器来作战。当病毒侵入人体后，T 细胞会和 B 细胞做信息确认，B 细胞迅速分裂，不断制造大量的"导弹"（抗体），并发射出去。1 秒钟内，1 个 B 细胞大约能发射 2000 发"导弹"。

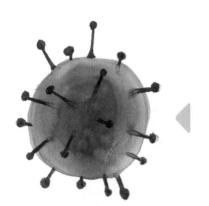

## DC 细胞——巡逻兵

DC 细胞（树突状细胞）如同其名字一般向周围伸出树突般的突起，就像一个巡逻兵，不断在人体内游走，寻找潜在的威胁。一旦发现入侵者，就会将其捕捉，带到指挥官 T 细胞处。

## NK 细胞——超能战队

NK 细胞像超能战队一样巡查全身，一旦发现癌细胞、被病毒感染的细胞、变异细胞、病毒等，就会开启攻击模式。NK 细胞的终极武器是"穿孔素"，能在"敌人"身上打洞，使之裂解消亡，进而将"坏分子"杀掉。

# 抗病毒要靠人体自身免疫力

当流感肆虐的时候，当 SARS 冠状病毒和新型冠状病毒危害人们健康的时候，许多家长很是焦虑，生怕自己的孩子被病毒盯上。其实，只要增强孩子自身的免疫力，病毒就不那么容易得逞。

## 什么是免疫力

免疫力就是我们前面讲到的人体免疫细胞对抗病毒和细菌的能力，是人体自身的防御机制。

## 病毒来袭，免疫力为孩子"遮风避雨"

孩子自身的免疫细胞好像每时每刻都在巡逻的边防战士一样，每天随着血液循环不停地在身体的每个角落"巡查"。一旦发现细菌和病毒，免疫细胞就会主动识别，并释放出细胞因子拉响警报，抗体和细胞就能够发挥作用，实现免疫系统总动员，阻挡"外敌"侵入，保护孩子的健康。

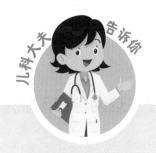

儿科大夫告诉你

### 免疫力 VS 抵抗力

免疫力是人体自身的防御机制，是人体识别和排除异己的能力，如消灭细菌、病毒等外来侵入物，处理体内衰老和突变细胞。抵抗力是人体对于外界不良环境的一种抵抗的能力，帮助人体抵制外界各种攻击。

单说身体抵抗病毒、细菌等外界物质的能力，大众常说的"免疫力"多指抵抗力。但是，免疫力不仅仅是抵抗力，它还可能攻击我们自己体内的细胞组织，导致自身组织损害，如类风湿关节炎、过敏等，就是免疫系统紊乱造成的。

# 生小病也能增强免疫力

## 孩子的免疫力是怎样获得的

孩子的免疫力主要依靠身体内外各种抗原的刺激，激发机体免疫系统而获得。当少量的细菌、病毒刺激孩子身体后，免疫系统就会针对它们产生相应的特异性抗体和致敏淋巴细胞，一旦大量的病原体侵入时，这些抗体和淋巴细胞就能迅速投入战斗，及时防御。这些少量的细菌、病毒相当于给孩子起了"打疫苗"的作用。

## 孩子生这两种病可能是好事，家长不要慌

### 咳嗽

咳嗽是孩子生活中经常碰到的小毛病。当呼吸道黏膜受到异物、分泌物或致敏性因素等刺激时，就会反射性地引起咳嗽，这时的咳嗽有助于消除呼吸道的异物或分泌物。如果孩子一咳嗽就用止咳药，反而会把"脏东西"滞留在呼吸道里，很可能会加重炎症和不适。

小贴士

孩子咳嗽时，应在保暖的同时补充水分，同时避免食用辛辣食物刺激呼吸道。如果孩子频繁咳嗽，还伴有发热、腹痛等症状，则需要立即就医。

### 发热

孩子腋温超过37.2℃就属于发热。研究表明，免疫细胞的作战能力会随体温的升高而增高，从而抑制病原体发展，这才是抗病的主力。

如果孩子刚发热就服用退热药，则可能适得其反，加重病情。只要孩子体温不超过38.5℃，且精神、食欲没受到影响，建议多休息，多喝水，适量补充维生素和矿物质，不要急于服用退热药。

小贴士

如果孩子发热超过了38.5℃，或持续低热不退，或伴有头痛、关节痛时，就要立即就医。

# 2

# 抗病毒，
# 先让孩子好好吃饭

# 吃对，吃好，吃出黄金免疫力

## 孩子的免疫力是吃出来的

增强孩子的免疫力，最简单的方法还是要让孩子吃对、吃好，均衡营养。跟孩子身体免疫功能关系密切的营养素主要有蛋白质、维生素 A、维生素 C、维生素 E、铁、锌和硒等。

## 营养缺乏会击溃孩子的免疫系统

孩子体内缺乏钙、铁、锌等任何一种营养素，都会使孩子的身体营养不均衡，导致某些细胞失去识别细菌和病毒的能力，从而造成孩子抵抗力下降。家长一定要引起足够的重视。

## 让孩子每天从食物中摄取足够的营养

增强孩子的免疫力最安全有效的方式，就是让孩子每天从食物中摄取足够的营养，水、五谷杂粮、蔬果、豆类、肉蛋奶类等，各种食物都要均衡摄取。只有这样，才能让孩子从小就拥有强大的免疫力，不会被大大小小的疾病打倒。

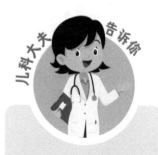

儿科大夫告诉你

**增强免疫力，要少吃零食**

糖果、蛋糕、方便面都是孩子喜欢的食物，但它们含添加剂多、糖分高、能量高、钠超标，孩子经常吃，会给肠胃带来负担，容易造成体弱多病、营养不良。所以，要增强免疫力，就要让孩子少吃不健康的零食。

# 跟着儿童膳食指南来吃饭

**0~6月龄**

1. 产后妈妈尽早开奶，坚持新生儿的第一口食物是母乳，增强孩子免疫力。
2. 坚持 6 月龄内纯母乳喂养。
3. 婴儿配方奶是不能纯母乳喂养时的无奈选择。
4. 出生离开医院后就可以开始补充维生素 D，不需补钙。
5. 顺应喂养，建立良好的生活规律。
6. 检测体格指标，保持健康生长。

**7~24月龄**

1. 继续母乳喂养，满 6 月龄起添加辅食。
2. 从富含铁的泥糊状食物开始，逐步添加，达到食物多样。
3. 辅食不加调味品，尽量减少糖和盐的摄入。
4. 提倡顺应喂养，鼓励但不强迫进食。
5. 注意饮食卫生和进食安全。
6. 定期检测体格指标，追求健康生长。

**2~5岁**

1. 规律就餐，自主进食不挑食，培养良好饮食习惯。
2. 足量饮水，每天饮奶，正确选择零食。
3. 食物应合理烹调，易于消化，少调料，少油炸。
4. 让孩子参与食物选择与制作，增进对食物的认知与喜爱。
5. 经常户外活动，保障健康生长。

# 优质蛋白质是组成人体大厦的砖瓦

孩子如果缺乏蛋白质就会出现营养不良、生长发育迟缓、偏食、厌食；还会因免疫力低下经常出现感冒、咳嗽、怕冷等表现。

## 优质蛋白质的 4 个来源

**1** 大豆类及豆制品：黄豆、黑豆、青豆、豆腐、豆腐皮等。

**2** 肉类、水产类：瘦畜肉，去皮禽肉，各类鱼、虾等。

**3** 蛋类：鸡蛋、鸭蛋、鹌鹑蛋等。

**4** 奶及奶制品：牛奶、奶酪、酸奶等。

## 补充优质蛋白质，该吃什么

| 每 100 克可食部分蛋白质含量 | |
| --- | --- |
| 黄豆 | 35.0 克 |
| 鸡胸肉 | 24.6 克 |
| 猪瘦肉 | 20.3 克 |
| 牛肉 | 20.2 克 |
| 鱼类 | 约 18 克 |
| 鸡蛋黄 | 15.2 克 |
| 全蛋 | 13.3 克 |
| 牛奶 | 3.4 克 |

# 补充维生素 A，
# 修复上皮细胞，避免反复感冒

维生素 A 的主要功能是维持皮肤和呼吸道、消化道上皮黏膜细胞的完整性，抵御病菌的侵袭，减少呼吸道感染、腹泻等疾病的发生率；它还能增强吞噬细胞的吞噬功能，促进免疫球蛋白的生成，可以说能从内到外增强孩子的免疫力和抗感染能力。

## 适量食用动物性食物

维生素 A 的最佳食物来源有动物肝、畜肉、鸡蛋黄等。虽然动物内脏维生素 A 含量丰富，但胆固醇含量也很高，一周吃 1~2 次，每次 40 克左右就可以了。

## 食用富含胡萝卜素的食物

$\beta$ - 胡萝卜素在体内可以生成维生素 A，富含 $\beta$ - 胡萝卜素的黄绿色蔬果，如西蓝花、胡萝卜、红薯、荠菜、芒果等都是不错的选择。蔬菜和其他含有油脂的食物一起吃，可以更好地吸收胡萝卜素。

# 补充维生素 C,
# 增加吞噬细胞，增强抵抗力

维生素 C 又叫抗坏血酸，具有抗氧化、清除自由基的作用，能促进吞噬细胞的吞噬作用，为孩子的免疫系统构筑防线；能对抗坏血病，增强免疫力，减轻感冒症状；能降低过敏物质对身体的影响；还能使酶的活性升高，增强药物或毒物的解毒作用。

如果孩子缺乏维生素 C，容易导致胶原合成障碍，易出现牙龈肿胀出血、鼻出血、皮下出血、伤口不易愈合、感冒等。这些症状都容易给病毒的入侵打开方便之门。

## 多吃新鲜蔬菜和水果

维生素 C 的主要来源为新鲜蔬菜和水果，一般叶菜类比根茎类含量多，酸味水果比无酸味水果含量多，常见富含维生素 C 的食物有猕猴桃、鲜枣、橘子、大白菜等。

| 每 100 克可食部分维生素 C 含量 | |
| --- | --- |
| 鲜枣 | 243 毫克 |
| 猕猴桃 | 62 毫克 |
| 西蓝花 | 56 毫克 |
| 草莓 | 47 毫克 |
| 大白菜 | 37.5 毫克 |
| 菜花 | 32 毫克 |

# 补充 B 族维生素，
# 促食欲助消化，帮助恢复体力

　　B 族维生素可促进体内代谢，是身体把碳水化合物、脂肪、蛋白质等转化成能量时不可缺少的物质。如果缺少 B 族维生素，细胞功能会有所降低，引起代谢障碍，这时人体会出现怠滞和食欲不振。

　　B 族维生素作为水溶性维生素，在体内滞留的时间只有数小时，必须每天补充。

## 补充 B 族维生素，该吃什么

| 主要来源 | |
| --- | --- |
| 全谷物 | 未精加工的米面等 |
| 动物内脏 | 肝、心、肾等 |
| 奶制品 | 牛奶、酸奶、奶酪等 |
| 水果 | 香蕉、橘子、橙子等 |
| 深海鱼 | 三文鱼、金枪鱼、鳕鱼等 |
| 蔬菜 | 胡萝卜、南瓜、香菇等 |
| 坚果 | 核桃、杏仁、花生等 |

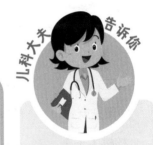

儿科大夫告诉你

**补充维生素片应遵医嘱**

吃维生素片只适用于已经出现维生素缺乏的孩子，不能成为常规吃法。对于维生素的补充，各位家长还是要从平时的饮食入手，如觉得必须服用药物，最好咨询专业人士后再进行。

# 补充维生素 E，
# 增加免疫球蛋白数量

维生素 E 可以防止自由基破坏免疫系统，保护细胞膜的完整性，并且增加抗体的数量。维生素 E 对孩子维持正常的免疫功能，特别是 T 细胞的功能很重要。

## 补充维生素 E，该吃什么

| 每 100 克可食部分维生素 E 含量 | |
|---|---|
| 香油 | 68.53 毫克 |
| 玉米油 | 50.94 毫克 |
| 黑芝麻 | 50.40 毫克 |
| 核桃（干） | 43.21 毫克 |
| 花生油 | 42.06 毫克 |
| 松子（生） | 34.48 毫克 |

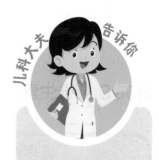

儿科大夫告诉你

**维生素 E 和维生素 C 相互协同**

维生素 C 与维生素 E 都有抗氧化作用，且相互协同。小剂量维生素 C 可以节约维生素 E，但大剂量维生素 C 会降低维生素 E 的抗氧化能力，因此补充维生素 C 的同时需要相应增加维生素 E 的摄入量。

# 补铁，预防贫血，提高免疫力

铁是人体必需的微量元素之一，既是构成血红蛋白、肌红蛋白的原料，也是维持人体正常生命活动最重要的一些酶的构成要素。

儿童缺铁性贫血的诊断标准

6 个月 ~6 岁儿童：血红蛋白 < 110 克 / 升

6~12 岁儿童：血红蛋白 < 120 克 / 升

## 补铁，该吃什么

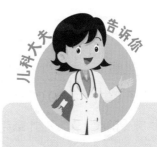

| 每 100 克可食部分铁含量 | |
| --- | --- |
| 木耳（干） | 97.4 毫克 |
| 紫菜（干） | 54.9 毫克 |
| 鸭血 | 30.5 毫克 |
| 猪肝 | 23.2 毫克 |
| 黑芝麻 | 22.7 毫克 |
| 牛里脊 | 4.4 毫克 |

儿科大夫告诉你

**定期进行儿科健康查体尤为重要**

对于有贫血危险因素、疑似贫血的患儿要进行实验室筛查，包括：全血细胞计数（CBC）、血清铁蛋白、网织红细胞、外周血涂片等。

# 补锌，能促进 T 细胞和抗体的产生

锌元素是人体免疫器官胸腺发育的营养素，只有锌量充足才能有效保证胸腺发育，正常分化 T 细胞，促进细胞免疫功能。人体缺锌，会出现淋巴细胞数量降低、血中免疫球蛋白降低、皮肤免疫测试反应降低等代谢问题，临床常见表现就是肺炎、念珠菌感染、上呼吸道感染综合征等。

## 补锌，该吃什么

| 每 100 克可食部分锌含量 | |
| --- | --- |
| 牡蛎 | 71.2 毫克 |
| 松子（生） | 9.02 毫克 |
| 牛肉（前腱） | 7.61 毫克 |
| 腐竹 | 4.71 毫克 |
| 杏仁 | 4.3 毫克 |
| 鸡肝 | 3.46 毫克 |

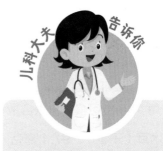

儿科大夫告诉你

**小心缺锌与腹泻形成恶性循环**

人体缺锌，还会导致肠壁细胞绒毛结构受到破坏，造成腹泻，而腹泻又会减少锌的吸收，增加锌的排出，从而造成人体更加缺锌。

# 3

# 运动增强免疫力

# 运动的好处

　　运动带给孩子的好处，想必家长们都能说出很多，比如可以强化骨骼、血管、关节，促进食欲，帮助长个，对身体、智力、性格等发育都有益处。关键是怎么运动？有很多也需要家长的参与。

## 运动的注意事项

**活动前**
- 要检查活动的场地、设施与孩子的着装，如地板滑不滑，周围有没有尖锐物品等。
- 掌握活动时间，最好是在两餐之间。

**活动中**
- 要观察、了解孩子的活动状况，如是否疲惫、出现不适等。
- 应注意运动量和运动强度，如玩 10~15 分钟稍作休息再继续。
- 加强孩子活动时的护理，如及时擦汗、及时补水等。

**活动后**
- 不可让孩子马上大量饮水或吃冷饮。
- 不可让孩子马上洗澡。
- 如果出汗较多，不要马上脱衣服散热；如果运动量比较大，不要马上坐下休息，而要稍微溜达溜达。

# 跟孩子做游戏，
# 提升免疫力，让孩子更强壮

## 穿越障碍游戏　材料准备｜毛绒玩具或书本、胶带

　　将毛绒玩具放在干净的地板上作为路障，让孩子跨越障碍，抵达最终的目的地，也可用书本、胶带等物体作为路障。如果通道长度或房间空间不足，可以将多间房间的门打开，创造相通的空间。

小贴士

在进行游戏时应保障孩子的安全。常玩这类游戏，可以提高孩子的肢体协调性，并增强孩子的运动能力。

## 拼搭游戏　材料准备｜积木

　　拿出孩子的拼搭类玩具，家长与孩子共同发挥想象，创造自己的梦幻国度，可提高孩子的动手能力和创造力。对小一点的孩子，家长可以鼓励孩子将相似形状的拼搭玩具进行分类，也可让孩子选出颜色一致的部件。

小贴士

对于年龄较小的孩子，家长尽量选择单块体积较大的积木，以免孩子误食。

## 角色扮演游戏

材料准备 | 听诊器、毛绒小熊

角色扮演游戏就是俗称的"过家家"，但是，角色扮演并不局限于扮演家庭成员，也可以扮演厨师、医生、消防员等。根据孩子的想象力，任何一个道具都可以进行这样的游戏。比如，孩子可以用玩具听诊器为他的毛绒小熊做"体检"，爸爸妈妈也可以充当孩子的"患者"。

**小贴士**

当孩子说"我们来扮演吧"，一个崭新的学习领域就展开了。当他们扮演的时候，是在尝试新的感情、角色和想法。他们在锻炼自己的认知，也在锻炼自己的想象力。

## 演绎绘本

材料准备 | 绘本

父母与孩子共同阅读绘本，在了解绘本的前提下，让孩子选出自己喜欢的绘本，由父母及孩子共同进行演绎。

分配角色时，可以按照角色的性别、性格特点进行分配，也可轮流扮演。台词不一定与绘本完全一致，也可以让孩子自由发挥。

**小贴士**

通过演绎绘本的小游戏，父母可以帮助孩子更好地理解绘本、整体把握情节，也可以锻炼孩子的表演能力与配合能力。

# 拉着孩子做瑜伽，
# 提升免疫力、亲密度

## 亲子瑜伽益处多

亲子瑜伽可以增强亲子接触机会，培养亲密感情与默契度，为枯燥的生活增加乐趣；能帮助孩子们找回身体最自然的状态，增强免疫力，远离压力与疾病。亲子瑜伽还可以促进呼吸系统的健康发育，帮助排毒，提高身体新陈代谢能力；并且有助于增强孩子身体柔韧性，改善体态。

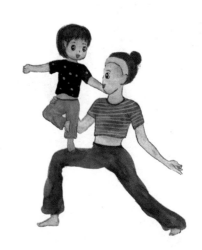

## 做亲子瑜伽前要了解的安全知识

要等孩子的颈部能很好地支撑后再开始练习，3个月以内的小婴儿不可以做。在练习前确认你和孩子都处于良好的状态；瑜伽运动也要热身；不要强迫孩子或自己必须完成某个动作，享受过程更重要；要和孩子有交流，别吝啬你的微笑和鼓励。

# 一些简单易学的瑜伽动作

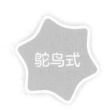

鸵鸟式

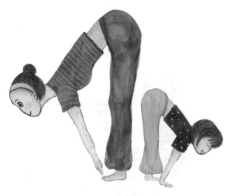

**做法：**妈妈与孩子背对背站立，吸气，尽可能挺直上身，重心放在双脚掌上；呼气，上半身俯身向下，把手放在脚部，保持腿部伸直；吸气，慢慢抬头，呼气，头尽量向后仰；保持 3~5 次呼吸，吐气，慢慢地吸气，身体慢慢恢复直立。

**效果：**调整呼吸节奏，增强孩子心肺功能。

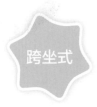

跨坐式

**做法：**妈妈仰躺，弯曲双膝，双腿、双脚并拢。孩子面向妈妈站立，慢慢坐在妈妈腹部，跟妈妈双手相握。孩子慢慢将背部倚靠在妈妈大腿上，头部后仰。妈妈握住孩子的手，感受孩子脊椎向上的延伸，保持 5~10 次呼吸。妈妈拉着孩子的手，吸气，慢慢将臀部抬高，腰背部向上，收紧腹部。建议保持 5~10 次呼吸。呼气，臀部慢慢还原放松。

**效果：**促进妈妈胃肠消化，增强孩子安全感。

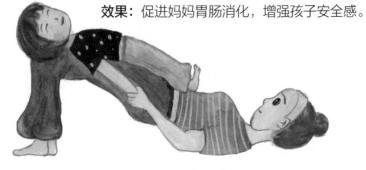

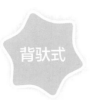

**做法：** 妈妈坐姿，两腿伸直，孩子站立于妈妈后方，背对背。妈妈勾住孩子双手，吸气往前趴下，将孩子置于背上，吐气。待重心稳定后再放开双手，往前方伸直双手，停留15秒钟。缓慢还原，调整呼吸。

**效果：** 增强孩子的平衡力、自信心和安全感。

弓式

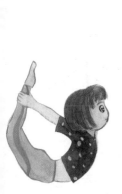

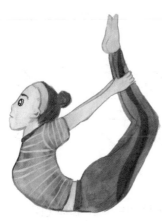

**做法：** 妈妈和孩子相对俯卧于地面，向上抬起小腿，用手抓住小腿，吸气，将腿向后抬高，并尽力向上抬离地面，保持均匀呼吸。

**效果：** 帮助孩子和妈妈拉伸腹部、四肢肌肉。

# 揉揉肚子——大便通畅，免疫力也会提高

对于较小的孩子来说，平时活动量较小，父母可以通过按摩的方式辅助孩子锻炼身体，促进消化。

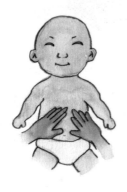 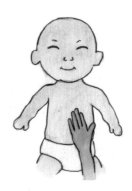

**1** 用手掌轻抚孩子的腹部，从上至下，两手交替抚摸。动作持续约2分钟。

**2** 指腹在孩子腹部由左向右轻轻滑动（注意修剪指甲，不要划伤孩子）。

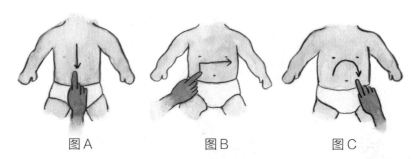

图A                图B                图C

**3** 用右手食指指腹在孩子腹部由上往下按摩（图A），再从左至右按摩（图B），再由左至右划一个半圆弧（图C）。做这个动作时，要和孩子进行眼神交流，可以对孩子说"我爱你"。

# 拍球——
# 增强体质，促进手眼协调

拍球不仅可以锻炼身体，增强体质，还能促使孩子手眼协调性、动作的敏捷度和节奏感等得到提高，可谓好处多多。

年龄小的孩子，家长可以带着从传球开始练习，可以用手传球，也可以用脚传球。

拍球时，膝弯曲，身体前倾，手指自然分开，以手肘为轴，压动手腕，柔和按拍。

小宝贝，掌握了方法，下面我们一起来练习一下吧！

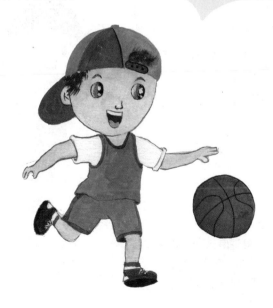

# 跳绳——全身性运动，训练专注力、助长高

跳绳是一种很好的运动，不光同时用到手和脚，还需要大脑的配合，是一项全身性的运动，有利于开发大脑，提高免疫力，提高身体灵活性，锻炼协调性，还可促进孩子的骨骼发育，促进长高。

对于还不会跳绳的孩子，家长可以先引导他练习无绳起跳以及手对绳的控制力（绳从身前到身后，再从身后到身前）。

对于年龄大点的孩子，可以练习有绳单摇起跳，先练习手脚的协调性，在此基础上可以逐步提高难度，练习双摇跳绳、花样跳绳。

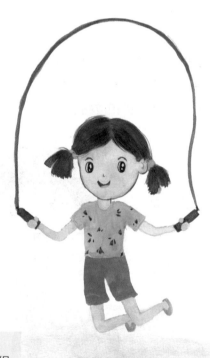

**小贴士**

跳绳属于中高强度运动，在跳绳之前要做好充分的热身。饭后40分钟再进行此类运动。

# 放风筝——
# 缓解视疲劳，增强心肺功能

　　放风筝是童年必不可少的户外运动。放风筝时，要凝视远方，可以很好地缓解眼肌疲劳；此外，有时还要跟着风筝的方向疾跑、慢跑，可以锻炼心肺功能。

**1** 选择一个孩子喜欢的、大小合适的风筝，找一个宽阔的场地。

**2** 感受风的方向，等到起阵风时，逆风方向奔跑，边跑边放线。

**3** 待风筝飞上高空，注意随时调整方向。

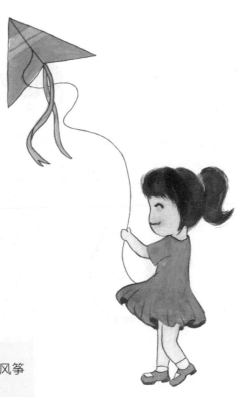

小贴士

1. 孩子放的风筝最好选择小风筝和棉质风筝线。
2. 注意着装，最好选择地面平整、视野开阔的场地。

# 骑自行车——
# 增强心肺功能和耐力

骑自行车是很多孩子都很热爱的运动，它会给孩子带来无穷的乐趣。而且骑自行车是一种有氧运动，可以促进血液循环，增强心肺功能和身体耐力，增强身体的协调性和平衡感。

1 对于 2~6 岁的孩子来说，平衡力发育还不是很好，此时可以选择有辅助轮的小轮自行车，学会基本的踩蹬动作，以及如何掌握方向。

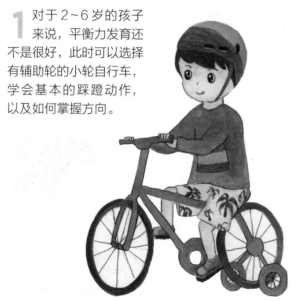

2 孩子能够较好掌握踩蹬动作后，及时拆掉辅助轮，减少孩子对辅助轮的依赖，帮助孩子完全掌握骑自行车。

小贴士

1. 运动前做好热身，可以减少运动损伤。
2. 佩戴好护膝、护肘、头盔等防护用具。
3. 练习时需家长陪同，避免意外发生。

# 4

# 在生活中
# 打造免疫力

# 怎样让免疫系统"养足精神"

## 睡眠好，精神好

对于免疫系统来说，休息非常重要，只有让它"养足精神"，身体才能充满战斗力。

孩子处于长身体的阶段，充足的睡眠可以促进大脑发育，使身体恢复活力，减轻免疫系统的负担。所以，良好的睡眠对于身心发育至关重要。

## 孩子每天要睡多久

孩子每天要睡多久，由孩子的年龄段来决定。美国国家睡眠基金会认为，3 个月以内的小婴儿睡眠时间为 14～18 小时，4～12 个月为 12～15 小时，1～2 岁为 11～14 小时，3～5 岁为 10～13 小时，6～13 岁为 9～11 小时，14～17 岁为 8～10 小时。

## 帮助孩子睡得更香的方法

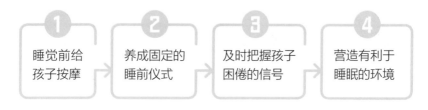

# 玩泥巴，让淋巴细胞的
# 档案更丰富

## 玩泥巴的孩子少生病

现在很多家长都非常注意孩子的卫生，生怕孩子不干净。但家长对卫生问题也不能过于在意。

生活中，有的孩子经常会接触大人认为的不干净的环境，如玩泥巴、在地上打滚等，但这些孩子似乎很少生病；而有的孩子很讲究卫生，却容易生病。

## 让孩子的免疫系统多见世面

免疫分为先天性免疫和特异性免疫两种。先天性免疫是一种无选择性的排斥、清除功能，它包括外部和内部屏障。外部屏障如皮肤及其附属物等，起到机械隔离、清除和杀灭病菌的作用。当外部屏障受损时，内部屏障就会发挥作用，内部屏障主要是吞噬细胞系统、体液中的非特异性杀菌物质等。而特异性免疫则发生在先天性免疫之后，是免疫系统的重要组成部分，它是人体后天感染（病愈或无症状的感染）或预防接种而使机体获得的抵抗感染能力。

因此，免疫系统也需要锻炼，外界环境刺激对免疫系统的提升功不可没。平时不妨让孩子玩玩泥巴，接触些无害细菌，让孩子的免疫系统多见世面，适度的"脏"环境对于孩子免疫系统的完善很重要。

# 带着孩子一起享受日光浴、空气浴

## 放松心情，提高免疫力，一举多得

在天气晴好的情况下，家长可以带着孩子一起到户外活动活动，不仅可以放松心情，享受美好的阳光和空气，还能帮助人体提高免疫力，一举多得，何乐而不为？有些人可能想不通，日光浴、空气浴怎么还和免疫力扯上关系了？下面就来科普一下。

### 日光浴的好处

阳光中含有紫外线。紫外线通过生物化学作用，可以促进活化维生素 D，调节钙代谢，促进肠道对钙、磷的吸收和骨骼正常钙化，增强体质。另外，紫外线还有消毒杀菌的作用。所以经常晒太阳，有益于孩子的身体健康。

### 空气浴的好处

空气中的负离子被吸入人体后，对大脑活力和新陈代谢，以及呼吸和血液循环都能产生良好的刺激作用。新鲜的空气对身体非常有益，可以活跃组织代谢和提高内脏器官的功能。孩子进行空气浴，对提高免疫力很有帮助。

在带孩子一起进行日光浴、空气浴时，要控制好时长，注意防护，以舒适为宜。

# 提高体温，帮助提高免疫力

## 体温提高，帮助白细胞快速行动

很多人想不到吧，人体的体温和免疫力也有很大关系，提高体温可以帮助提高免疫力。有研究表明，人体的体温每升高1℃，免疫力就会提高50% ~ 60%。这是为什么呢？因为人的免疫力主要依赖于白细胞，当病菌侵入人体时，它就会快速出现在病菌入侵的部位，将其消灭。而体温的上升能让血流速度加快，白细胞的巡逻速度也会加快，能更快发现病菌；同时体温的上升还可以让前往支援的白细胞更快抵达，更快速地把病菌杀死。

## 体温升高，加快体内酶的活性

体温的上升还会增强人体内酶的活性。酶是身体里十分重要的催化剂，它支配着人体的新陈代谢、营养和能量的转换。在一定范围内，体温越高，酶的活性也越强，人体的新陈代谢能力和免疫力也会提高。

## 发热初期，慎服退热药

因此，在感冒发热症状不严重时，可以暂时不吃退热药，体温上升是身体的正常反应，是身体在提高免疫力消灭病菌。平时也可以通过运动、用热水泡脚等方式适当让体温升高，来帮助身体提高免疫力。

# 保护好身体的第一道屏障

## 皮肤的作用不可小觑

　　皮肤是人体的第一道屏障，它能够帮助人体阻挡灰尘与病菌，其分泌的皮脂里的脂肪酸也具有杀菌作用，此外，皮肤还具有保持水分、调节体温的作用。

　　孩子的皮肤娇嫩，更容易受到伤害。因此作为家长，应多了解孩子皮肤的特性，有效呵护。

### 保持衣服和寝具的清洁

孩子衣物最好选择棉质等亲肤材质。清洗孩子的衣物时最好和大人衣物分开清洗，洗完后放到干燥、通风、有阳光的地方晾晒；定期晾晒孩子的床上用品，防止病菌滋生。

### 选择适合孩子的洁肤、护肤用品

孩子皮肤娇嫩，应选择对皮肤无刺激的洁肤、护肤用品。此类用品在使用前，先在孩子手腕处局部试着涂抹，如未出现过敏现象，再大范围使用。

### 防止感染

孩子皮肤的抵抗力弱，平时应多观察，以便及时发现损伤或其他异常情况，并注意护理，防止感染。

### 注意保暖

家长要帮助孩子适应天气的变化，及时增减衣物，避免孩子皮肤受到伤害。

# 良好的环境与卫生习惯

## 外部环境

好的卫生习惯能够
让孩子少生病、不生病

**1** 出门前尽量佩戴口罩、手套。少接触公共场所的公用物品，同时做好保暖和防晒。

**2** 出门在外，要告诉孩子，少用"小脏手"触碰嘴巴、眼睛和鼻子。尽量不要在地板上躺卧。

**3** 坐公共交通工具时，嘱咐孩子两只小手放好，不要到处乱碰乱摸。

## 家庭环境

保持家庭环境卫生，
需要养成哪些好习惯

**1** 勤打扫，勤通风。经常打扫房间，保持清洁，多通风换气，保持空气流通。

**2** 勤洗手。在孩子玩耍前、外出归来、饭前便后、喷嚏、咳嗽后要用洗手液或香皂在流水下认真洗手。

**3** 打喷嚏、咳嗽要注意遮挡。很多传染性疾病都是借助呼吸道飞沫传播的，所以要让孩子在打喷嚏或咳嗽时用纸巾遮住口鼻，并将其放入带盖的垃圾箱内。

**4** 生活用品和餐具不要混用。很多病毒和细菌都是通过胃肠道传播的，生活用品和餐具各自用各自的，可以极大地减少感染风险。

**5** 不要随意亲吻孩子。家里有人感冒时，更应避免直接接触孩子。

**6** 注意食品卫生。不要喝生水，不吃未熟透的肉类，生熟食品分开处理。千万不要接触、购买、食用野生动物。

# 保持良好的情绪

## 负面情绪会导致机体免疫力下降

焦虑和恐惧是小孩子常见的情绪问题，为了孩子能够健康快乐地成长，父母要多花费心思，关注孩子的情绪变化，让他拥有一个快乐的童年！

### ● 多给孩子"快乐因子"

人在快乐兴奋的时候，身体会分泌一种神奇的物质——多巴胺，它能使人拥有渴望、快乐、兴奋和期待等美好的感受，被称为神奇的"开心因子"。在充满关爱的家庭环境中，父母给孩子搭建的是一个温暖和睦的港湾，可以促进多巴胺的分泌，让孩子保持愉悦的心情。

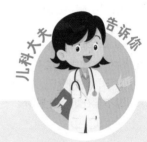

儿科大夫告诉你

**音乐，心情的调节大师**

音乐可以刺激大脑皮层，调节孩子的情绪，在家里要多播放悦耳动听的音乐，激发他的正面情绪。

### ● 多带孩子参加户外活动，激发孩子的积极情绪

经常带孩子进行有趣、多样的户外运动，可以让孩子大脑产生足量的多巴胺，让孩子在笑声中快乐成长。带孩子外出游玩时，除了做好衣食等物质上的准备，父母也要做好"情绪准备"，不发怒、少烦躁、不争吵，充分激发孩子的积极情绪。

# 5

# 做好防护，
# 不给病毒感染的机会

# 儿童常见病毒感染性疾病要了解

## 新型冠状病毒肺炎

冠状病毒是个"大病毒集团"，在自然界中广泛存在，里面汇聚了各种类型且杀伤力极强的病毒。

2019年末，出现了一种从未在人类中发现的新型冠状病毒，当很多人都被它夺去生命时，我们对它却还有很多未知。

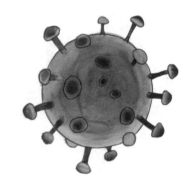

新型冠状病毒会通过飞沫（打喷嚏、咳嗽等）和接触（揉眼睛、抠鼻子等）传播。目前已知新型冠状病毒会诱使人体多个器官（主要是肺部）出现反应，甚至夺人性命。

新型冠状病毒肺炎

典型症状 ——> 发热、干咳、乏力，随后会出现呼吸困难

非典型症状 ——> 恶心、呕吐、腹泻、精神差、头痛、心慌、胸闷、结膜炎、肌肉酸痛等

## ● 预防要点

1. 尽量避免外出，如外出应戴好口罩。

2. 不要在疫情期间走亲访友、聚会、聚餐。

3. 尽量避免去医院。

4. 居室保持清洁，多通风。

5. 勤洗手，打喷嚏和咳嗽时需用纸巾遮住口鼻。

6. 避免共用生活物品。

7. 不要亲吻孩子。

8. 日常用品和玩具要定期消毒。

9. 注意食品卫生，不要接触、购买、食用野生动物。

10. 哺乳期妈妈若出现可疑症状，应立即暂停母乳喂养并隔离。

11. 作息规律，睡眠充足，均衡营养。

12. 居家多运动。

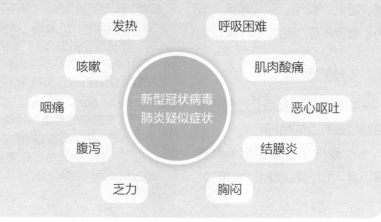

**出现这些情况** ✚ **马上就医**

**如**果在发病的前 14 天内有过疫情高发地居住史／旅行史，接触过疑似／确诊的新型冠状病毒肺炎患者，需要密切关注自己的身体变化。当有下列疑似症状时，需要根据病情及时就医。

发热　　呼吸困难

咳嗽　　肌肉酸痛

咽痛　　新型冠状病毒肺炎疑似症状　　恶心呕吐

腹泻　　结膜炎

乏力　　胸闷

# 流感

　　流感是一种由流感病毒引起的急性呼吸系统疾病，它是个非常厉害的坏病毒，不仅传染性强，而且传播速度快，如果不加防护，随便打个喷嚏，就可能传染给一个擦肩而过的人。

　　流感病毒比较狡猾，感染后一般会先潜伏起来，潜伏时间会随着它的"耐心"而改变，有时很短，几小时就发病，有时会潜伏1～3天。所以，就诊时医生一般会了解你发病前1周内的接触史。

　　流感病毒传播特别迅速，易在儿童中广泛传播。而且流感病毒特别容易变异，不断出现的变异毒株还会造成反复感染和发病。

　　流感患者常为急性起病，出现发热，甚至是39～40℃的高热，还可能伴有头痛、咽痛、鼻塞、呕吐、腹泻、肌肉酸痛、乏力、食欲不振、怕冷等症状。

## ● 预防要点

　　1. 接种流感疫苗，是预防流感病毒最有效的措施。

　　2. 勤洗手，不要用手触摸眼、鼻、口；打喷嚏、咳嗽时，

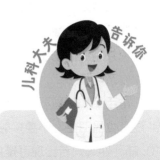

儿科大夫告诉你

**4招区分普通感冒和流感**

1. 病程：普通感冒会持续5~7天，发热持续1~2天；流感会持续5~10天，发热会持续5~7天。
2. 并发症风险：普通感冒并发症较少；流感可能会合并中耳炎、肺炎、心肌炎等。
3. 症状：普通感冒症状较轻，不发热或低热，精神状况大多还不错，伴有咳嗽、流鼻涕、咽痛等；流感发热多为39~40℃的高热，发热快，高热不退，精神萎靡，全身症状重，伴有浑身酸痛、头痛、腹泻、呕吐等。
4. 治疗：普通感冒可通过保暖、补充水分等来提高身体抵抗力；孩子如果确认为流感，应遵医嘱服用奥司他韦等药物。

注意用纸巾遮盖口鼻，之后再洗手或用消毒湿巾擦手；居室多通风，不要到人员密集的场所去。

3. 如果孩子患流感后，需要在家休息，不要再去学校或幼儿园，减少疾病传播的风险。

4. 去医院就诊时，需要戴好口罩，提醒孩子不要随意触摸医院里的物品，避免造成交叉感染。

5. 孩子患病后，家人之间要注意隔离，餐具分开使用且使用完后要进行消毒。

出现这些情况  马上就医

**1** 咳嗽症状持续 3 天以上；3 个月内的小婴儿出现咳嗽、发热等症；孩子高热不退，体温 ≥ 39℃。

**2** 呕吐、腹泻、精神萎靡、食欲差等。

**3** 呼吸困难；小婴儿出现"三凹征"——呼吸时锁骨上、肋骨间、胸骨上皮肤向下凹陷。

**4** 呼吸急促，伴有皮疹、喘息、声音嘶哑、面色苍白或青紫。

# 手足口病

手足口病是由肠道病毒引发的传染病，它的潜伏期比流感要长，一般为 2 ~ 10 天。导致手足口病的病毒以柯萨奇病毒 A16 和肠道病毒 71 型为主，其中肠道病毒 71 型是导致我国重症手足口病的主要病原体。

手足口病患儿的手、足、口腔黏膜、臀部有斑丘疹和疱疹，病情严重者会合并心肌炎、脑膜炎、肺出血等，威胁生命。

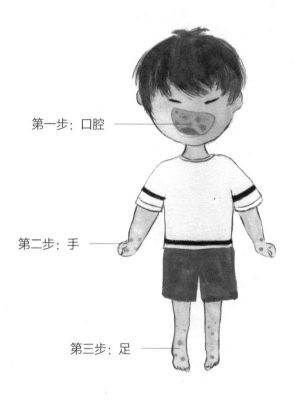

第一步：口腔

第二步：手

第三步：足

　　手足口病一般在夏秋季高发，特别喜欢"欺负"小孩子。5 岁以下儿童，尤其是 3 岁以下的婴幼儿非常容易中招。另外，手足口病还有一个奇怪"嗜好"，更喜欢传染小男孩。

## ● 预防要点

　　1. 勤洗手，做好疫苗接种，是预防手足口病非常重要的手段。

　　2. 儿童的生活用品和玩具要定期消毒。

　　3. 在公共场所不要随处乱摸乱碰，不用脏手揉眼睛、抠鼻孔。

　　4. 当孩子确诊手足口病后，请及时隔离，及时通知幼儿园或学校，避免交叉感染。

足口病如果出现下列情况，属于重症，会危及生命，需要立即去医院。

**1** 体温超过了 39℃，或者体温超过 38.5℃ 且持续了 3 天以上。

**2** 出现精神差、呕吐、头痛、嗜睡、肌肉抽搐、易惊、吸吮无力、烦躁等表现。

**3** 孩子的心率和呼吸增快，个别患儿出现心动过缓，四肢末梢发凉，出冷汗，血压升高，口唇发绀，咳粉红色泡沫痰或血性液体等情况。

## 水痘

水痘是由水痘－带状疱疹病毒所导致的常见的小儿急性出疹性传染病。得了水痘的孩子，身上会有斑疹、丘疹、疱疹、结痂这四大特点。

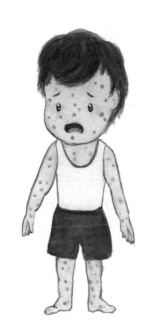

水痘－带状疱疹病毒很特别，能导致两种疾病：一种就是水痘，传染性很强；另一种是带状疱疹，是长期潜伏在脊髓后根神经节或颅神经节内的水痘－带状疱疹病毒经再激活引起的感染性皮肤病。

水痘一年四季均可发病，但发病高峰为春季后期，潜伏期一般为 9~14 天，好发于 6 个月到 5 岁的儿童。

水痘的传染性非常强，人类是唯一的传染宿主，可以通过飞沫和直接接触传播，所以小朋友和爸爸妈妈要谨记——谁得了水痘，他的呼吸道分泌物和皮损处的水痘疱疹液是"坏病毒的生产工厂"，一定要注意防护。

## 🛡 预防要点

1. 接种疫苗——预防水痘最有效的方法。

2. 孩子得了水痘后要及时隔离，时间为 2 周。尤其是上幼儿园的小朋友，感染后一定要在家里好好隔离，不要去幼儿园了。日用品、被褥等都要进行消毒处理。

3. 打喷嚏时，请用纸巾遮蔽口鼻，及时清洁手部。

4. 给孩子准备柔软舒适的衣服，避免皮肤破损。勤剪指甲，避免挠破皮肤。

5. 多喝温水，不要吃辛辣刺激性食物，清淡饮食。

6. 居室多通风，多呼吸新鲜空气。

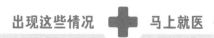

出现这些情况 ✚ 马上就医

因为水痘是常见的传染性极强的传染病，所以只要怀疑孩子被传染上了水痘，请马上就医，及早处理。

# 接种疫苗，提高免疫力对抗疾病

父母需要明白，接种疫苗其实是将细菌或病毒经过适当处理后以无危害的形式引入孩子体内，是帮助孩子提高免疫力、预防疾病的最有效的手段。

疫苗分一类疫苗（计划内疫苗）和二类疫苗（计划外疫苗），也就是俗称的免费疫苗和自费疫苗。

二类疫苗是指公民自费并且自愿接种的其他疫苗。除国家规定必须接种的疫苗外，其他需要接种的疫苗都属于免疫规划外疫苗，这些疫苗都是本着自费、自愿的原则，家长可以有选择性地给孩子接种。应该按照国家规定的免疫程序及时进行预防接种，二类疫苗可根据孩子实际情况和家庭经济状况选择，在医生的指导下接种，从而保护孩子免受传染病之害。

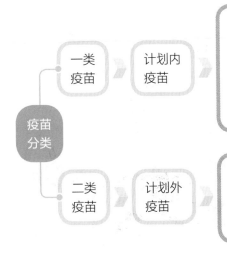

疫苗分类

一类疫苗 → 计划内疫苗 → 常见的有 11 种，包括乙肝疫苗、卡介苗、脊灰疫苗、百白破疫苗、白破疫苗、麻风疫苗、麻腮风疫苗、甲肝减毒活疫苗、A 群流脑疫苗、A+C 群流脑疫苗和乙脑减毒活疫苗等。

二类疫苗 → 计划外疫苗 → 这类疫苗一般包括：五联疫苗、流感疫苗、B 型流感嗜血杆菌疫苗、轮状病毒疫苗、水痘疫苗、13 价肺炎疫苗等。

# 避免接触感染源

　　以新型冠状病毒肺炎为例，目前已知的传染源主要是新型冠状病毒肺炎患者，但无症状感染者也是重要传染源。因此在疾病流行期间，为严格避免接触传染源，应做到以下几点。

## 尽量减少外出活动

**1** 不要带孩子前往疾病正在流行的地区。

**2** 不带孩子走亲访友和聚餐，尽量在家休息。

**3** 不带孩子到人员密集的公共场所活动，尤其是空气流动性差的地方，如公共浴池、温泉、影院、KTV、商场、火车站、机场、码头等。

## 不接触、购买和食用野生动物

　　不前往售卖活体动物（禽类、野生动物等）的市场；给孩子准备的食物要充分煮熟后食用。

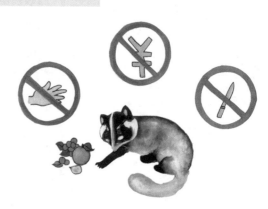

# 如何阻断或减少病菌传播

## 切断呼吸道传播

在疾病流行期间，应做到尽量不出门；必须出门时要戴口罩，教导孩子与人保持适当距离。居家环境勤消毒、勤通风。

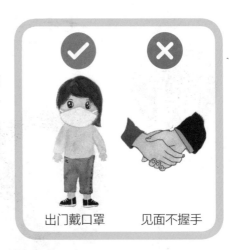

出门戴口罩　　见面不握手

## 切断接触传播

教导孩子勤洗手，不用手乱摸物品，也不乱摸自己的眼、鼻、口，以切断接触传播。

## 切断消化道传播

无论在外就餐还是家中就餐，都应采取分餐制、使用公筷、吃熟食、喝开水等方式，以切断消化道传播。

| 1 | 2 | 3 |
|---|---|---|
| **切断呼吸道传播** | **切断接触传播** | **切断消化道传播** |
| 减少出门<br>外出戴口罩<br>与人保持距离<br>房间勤消毒、通风 | 勤洗手<br>不触摸眼、鼻 | 分餐制<br>用公筷<br>吃熟食<br>喝开水 |

# 不留死角的七步洗手法

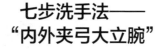
**七步洗手法——**
**"内外夹弓大立腕"**

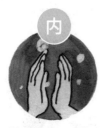
掌心相对，手指并拢相互摩擦

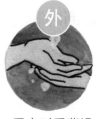
手心对手背沿指缝相互搓擦，交换进行

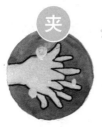
掌心相对，双手交叉，沿指缝相互摩擦

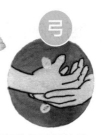
弯曲各手指关节，在另一手掌心旋转搓擦，交换进行

一手握另一手大拇指旋转搓擦，交换进行

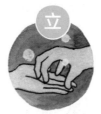
将五个手指尖并拢，在另一手掌心旋转揉搓，交换进行

一只手的手掌握住另一只手的手腕，旋转揉搓，交换进行

# 打喷嚏、咳嗽时，
# 如何做能减少病菌传播

　　当我们打喷嚏、咳嗽时，含有病菌的飞沫可散布到 2 米甚至以上的范围，周围的人可能会因为吸入这些飞沫而被感染。为减少打喷嚏、咳嗽时病菌的传播，父母应教孩子这样做。

**1** 打喷嚏、咳嗽时应用纸巾、手帕遮挡口鼻，或用手肘遮挡，不能只用手掌遮挡。

**2** 用过的纸巾应扔到有盖的垃圾桶内。

**3** 打喷嚏、咳嗽后，应立即清洗双手。

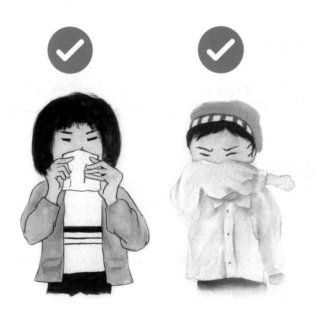

咳嗽掩口鼻

53

# 居家隔离应这么做防护

## 做好个人卫生

**1** 居家隔离者应单独居住在通风良好的房间，不与他人接触。

**2** 居家隔离者在必须与其他家庭成员接触时，应戴口罩，且尽量保持至少1米的距离。

**3** 居家隔离者在家中打喷嚏、咳嗽时，仍需注意遮挡口鼻，然后及时洗手。

**4** 注意饮食安全。居家隔离者应与其他家庭成员分餐，餐具单独使用并单独消毒。

## 做好餐具消毒

应为居家隔离者准备专用餐具，每次使用后要做单独消毒。推荐用开水煮烫的消毒方式，即将餐具放入沸水锅中，持续煮沸15分钟。

## 做好家用物品消毒

应最大程度减少居家隔离者和其他家庭成员的公共活动区域，在公共活动区域的家用物品应每天消毒，受到唾液、痰液等污染的物品应随时消毒、清洗。可选用有效氯为500毫克/升的含氯消毒剂、75%酒精等擦拭消毒即可。

## 做好厕所消毒

如有条件，居家隔离者应使用专用厕所。单人隔离使用的厕所，每天消毒 1 次即可。

如条件所限，居家隔离者只能与其他家庭成员共用厕所，则每次使用完冲水后应立刻消毒。厕所内居家隔离者用手接触的物体表面，如门把手、水龙头等物体，可选用有效氯为 500~1000 毫克 / 升的含氯消毒剂或其他可用于表面消毒的消毒剂擦拭消毒即可。

## 处理好居家隔离者的垃圾

居家隔离者产生的垃圾应扔入专用垃圾袋，清理前应使用 1000 毫克 / 升的含氯消毒液浇洒至完全湿透，扎紧垃圾袋口，30 分钟后即可扔掉。

## 其他家庭成员这样做

**1** 教导孩子在居家隔离者隔离期间不与其接触，其他家庭成员也应尽量减少与居家隔离者接触，如需接触，必须佩戴口罩。

**2** 不与居家隔离者共用牙刷、毛巾、餐具等生活用品。

**3** 与居家隔离者接触后，应及时洗手。

# 什么是发热门诊?
# 就医流程是怎样的

发热门诊指的是正规医院门诊部在防控急性传染病期间根据上级指示而设立的诊室,专门用于排查疑似传染病患者,治疗发热患者。

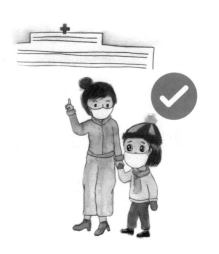

父母应了解医院对发热、咳嗽患者的就医流程,以免带孩子就医时手忙脚乱。就医流程一般如下。

### ● 预检分诊处护士测量体温

首先由预检分诊处护士测量体温,如有发热、咳嗽等症状,引导至发热门诊就诊。

### ● 医生问诊

发热门诊医生在问诊与检查过程中,会重点询问患者发病前2周的旅行史和居住史,或是否与类似病例有过接触,并结合影像学和实验室检测情况判断病情。

### ● 确认疑似病例,入院治疗

如患者被确认为病毒感染的疑似病例,就会被收治入院,等候进一步确诊、治疗。

# 什么是隔离病房？
# 什么情况下需要进隔离病房

隔离病房是在疾病流行期间特别设立的病房，用于收治疑似及确诊病例。

疑似及确诊病例应当立即进入隔离病房确诊或治疗。疑似病例应当单人单间隔离治疗，确诊病例可多人一间隔离治疗。

# 何种情况下可居家隔离？
# 何种情况下需要就医

疾病流行期间的密切接触者或可疑暴露者应进行医学观察。医学观察包括居家隔离医学观察和集中隔离医学观察。以新型冠状病毒肺炎为例，新型冠状病毒肺炎各地主要采取居家隔离观察等措施，与新型冠状病毒肺炎确诊病例密切接触者应从和患者接触的最后一天算起居家隔离观察 14 天。观察期满未发病者可解除隔离，恢复正常的生活。

在疾病流行期间，父母应注意观察孩子是否有以下情况，如果同时符合以下 2 种情况，应及时就医。

1 出现发热（腋下体温 ≥ 37.3℃）、咳嗽、气促等症状。

2 有过病毒流行地区及周边地区，或其他有病例报告社区的旅行史或居住史，或发病前 2 周内曾接触过上述地区有发热等症状的患者。

# 给孩子做好心理防护

小孩子对病毒是没有概念的，但正由于不懂，家长的焦虑、恐惧等情绪反而更容易误导孩子，使孩子出现焦虑情绪。而年龄稍大的孩子虽能对病毒有些懵懂理解，但可能因为过度担心自己和家人的健康而出现焦虑情绪。因此在疾病流行期间，父母应注意给孩子做好心理防护。

**1** 让孩子保持正常的作息安排，早睡早起，健康饮食，合理安排学习和娱乐，坚持居家锻炼。

**2** 家长应保持情绪稳定，避免焦虑情绪感染孩子。

**3** 多进行亲子互动，多陪伴孩子，如一起游戏、阅读，分散孩子对疫情的注意力。

**4** 当孩子提出关于疫情、病毒的问题时，不回避问题，耐心给予适当的解释。